IL MIO RICETTARIO PER LA

FRIGGITRICE AD ARIA

EDIZIONE 2021

LE RICETTE PER LA TUA AIRFRYER
CHE TI FARANNO VENIRE L'ACQUOLINA IN BOCCA

EDOARDO GENTILE

Sommario

Pollo al cocco

Carne dolce e tenera con cocco ed erbe fresche sarà una cena facile e salutare!

Tempo di preparazione: 20 minuti
Tempo di cottura: 20 minuti
Porzioni: 4

Ingredienti:

- 3 petti di pollo
- Olio
- 3 tazze di fiocchi di cocco
- 3 uova
- ½ tazza di amido di mais
- Sale qb
- 1 cucchiaino di pepe di Caienna
- Pepe qb

Indicazioni:

1. Accendi la friggitrice ad aria e preriscalda fino a 350oF.
2. Prepara una miscela di sale, amido di mais, pepe di Cayenna e pepe.
3. Prepara un mix di uova con scaglie di cocco.
4. Lavare e tagliare la carne di pollo.
5. Copri il pollo con il mix di peperoni.
6. Metti il pollo nella miscela di uova.
7. Copri il pollo con l'olio e mettilo nella friggitrice ad aria.
8. Cuocere le fette di pollo per 20 minuti.
9. Servire con salsa piccante.

Nutrizione:

- Calorie: 421
- Grassi: 26,6 g
- Carboidrati: 11,2 g
- Proteine: 36,1 g

Pollo al cocco con miele di arancia piccante

Pieno di gusto e vitamine: questo pollo ha il sapore del paradiso!

Tempo di preparazione: 30 minuti

Tempo di cottura: 30 minuti

Porzioni: 4

Ingredienti:

- 1 ½ libbra di petto di pollo
- Prezzemolo qb
- 1 tazza di cocco
- ¼ di tazza di olio di cocco
- ¾ tazza di pangrattato
- 2 uova
- ½ tazza di farina
- ½ cucchiaino di pepe
- Sale qb
- ½ tazza di marmellata di arance
- 1 cucchiaino di fiocchi di peperone rosso
- ¼ di tazza di miele
- 3 cucchiai di senape di Digione

Indicazioni:

1. Accendi la friggitrice ad aria e preriscaldala fino a 400oF.
2. Lavate e tagliate il pollo a fette.
3. Frullate il cocco con il pangrattato, la farina, il sale, il prezzemolo, il pepe.
4. Metti le uova sul piatto libero.
5. Scalda l'olio di cocco sulla padella.
6. Coprire il pollo con il mix di uova, quindi con farina e panko.
7. Cuoci il pollo nella friggitrice ad aria per 15 minuti.
8. Mescolare il miele con marmellata, senape e fiocchi di pepe.
9. Coprire il pollo con il mix di marmellata e cuocere per altri 5 minuti.
10. Servire con erbe fresche!

Nutrizione:

- Calorie: 246
- Grassi: 6,5 g
- Carboidrati: 21,4 g
- Proteine: 25,4 g

Pollo al Curry e al Cocco

Fette di pollo extra calde con salsa morbida cremosa ti ispireranno!

Tempo di preparazione: 20 minuti
Tempo di cottura: 50 minuti
Porzioni: 6

Ingredienti:

- 2 libbre di petto di pollo
- 3 cucchiai di zucchero
- Sale qb
- 1 lattina di salsa di pomodoro
- Pepe qb
- 1 lattina di pomodoro a cubetti
- 1 cucchiaio e mezzo di olio d'oliva
- 1 lattina di latte di cocco
- 2 cucchiaini di curry in polvere
- 2 spicchi d'aglio
- ½ cipolla

Indicazioni:

1. Accendi la friggitrice ad aria e preriscalda fino a 360oF.
2. Lavare il pollo e coprire con sale e pepe.
3. Mescolare il curry in polvere con l'olio e riscaldare sulla padella.
4. Mettere la cipolla e l'aglio sulla padella e cuocere per altri 2 minuti.
5. Mescolare il latte di cocco, i pomodori a cubetti, la salsa di pomodoro e lo zucchero.
6. Copri la carne di pollo con il mix di cipolle.
7. Mettere la carne di pollo nella friggitrice ad aria e versarvi sopra il composto di pomodoro.
8. Cuoci il pollo nella friggitrice ad aria per 40 minuti.
9. Servire con foglie di basilico fresco.

Nutrizione:

- Calorie: 421
- Grassi: 26,6 g
- Carboidrati: 11,2 g
- Proteine: 36,1 g

Mais tostato

Antipasto leggero con calorie minime - con Air Fryer è facile da cucinare e piacevole da gustare!

Tempo di preparazione: 10 minuti
Tempo di cottura: 30 minuti
Porzioni: 1

Ingredienti:

- Mais
- Burro
- sale
- Pepe

Indicazioni:

1. Accendi la friggitrice ad aria e preriscalda fino a 400oF.
2. Prepara una miscela di sale e pepe.
3. Copri il mais con esso.
4. Metti la friggitrice ad aria.
5. Aggiungere il burro al mais e cuocere per altri 30 minuti.
6. Servire con basilico.

Nutrizione:

- Calorie: 59
- Grassi: 2,2 g
- Carboidrati: 10 g
- Proteine: 1,4 g

Rösti

Questo antipasto leggero e appagante sarà un piatto perfetto sia per piccole feste che per un giorno davvero speciale!

Tempo di preparazione: 10 minuti
Tempo di cottura: 15 minuti
Porzioni: 4

Ingredienti:

- 3,5 once di salmone
- Pepe
- sale
- 2 cucchiai di panna acida
- 1 cucchiaio di erba cipollina
- 8,8 once di patate

Indicazioni:

1. Accendi la friggitrice ad aria e preriscalda fino a 360oF.
2. Mescolare le patate con erba cipollina e spezie.
3. Mettere le patate miste nella padella per friggere ad aria. Coprite con olio d'oliva.
4. Cuocere le patate nella friggitrice ad aria per 15 minuti.

6. Prendere le fette di salmone e tagliarle in 4 parti.

7. Mettere il salmone sulle patate al forno e coprire con le creme.

Nutrizione:

- Calorie: 247
- Grassi: 15 g
- Carboidrati: 2 g
- Proteine: 27 g

Polpette ai Riso

Verdure leggere con riso e funghi tritati: un modo semplice per un pranzo veloce!

Tempo di preparazione: 30 minuti
Tempo di cottura: 10 minuti
Porzioni: 9

Ingredienti:

- Olio d'oliva
- 3,5 once di riso per risotti
- Uovo
- 4,2 once di funghi
- Scalogno
- 250 ml di brodo di pollo
- 3 fette di pane bianco
- Pepe
- sale
- 0,88 once di parmigiano

Indicazioni:

1. Accendi la friggitrice ad aria e preriscalda fino a 400oF.
2. Preriscaldare una padella separata. Versaci sopra l'olio d'oliva. Aggiungere alcuni funghi, la padella e lo scalogno. Friggi per diversi minuti.
3. Bollire il riso.
4. Aggiungere il brodo e lessarlo con il riso.
5. Fare un mix di formaggio e prezzemolo nel piatto separato e aggiungere un po 'di sale con pepe.
6. Fare il pangrattato e mescolarlo con l'olio. Mettere sul piatto separato.
8. In un altro piatto sbattere l'uovo.
9. Arrotolare il risotto con il brodo e coprire con olio. Fatene delle palline e mettetele prima nelle uova, poi nelle briciole.
10. Cuocere in friggitrice ad aria per 5 minuti.
11. Servire con salsa di formaggio leggera.

Nutrizione:

- Calorie: 482
- Grassi: 39 g
- Carboidrati: 77 g
- Proteine: 17 g

Sago Galette

Deliziose e soddisfacenti galette di sago sono esattamente ciò di cui hai bisogno per essere pieno di vitamine ed energia!

Tempo di preparazione: 10 minuti
Tempo di cottura: 25 minuti
Porzioni: 2

Ingredienti:

- 2 tazze di sago
- sale
- Pepe
- 1 ½ tazza di arachidi
- 1 ½ cucchiaio di succo di limone
- 3 cucchiaini di zenzero
- 3 peperoncini
- 2 cucchiai di foglie di coriandolo

Indicazioni:

1. Mettere il sago inzuppato sul piatto separato.
2. Fare un mix di arachidi, coriandolo, peperoncino tritato con succo di limone e pepe, sale. Aggiungi il sago al mix.
3. Formare le galette dell'impasto.
4. Accendi la friggitrice ad aria e preriscalda fino a 340oF.
5. Mettere le gallette nella friggitrice ad aria e cuocere per 25 minuti.
6. Servire con salsa al formaggio.

Nutrizione:

- Calorie: 118
- Grassi: 7 g
- Carboidrati: 12 g
- Proteine: 1 g

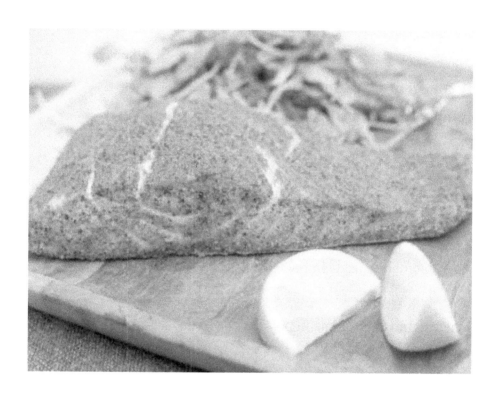

Samosa

La cucina indiana è sempre stata ricca di vitamine e condimenti: prova le erbe con le patate tenere!

Tempo di preparazione: 10 minuti
Tempo di cottura: 15 minuti
Porzioni: 1

Ingredienti:

- 2 patate
- 2 cucchiaini di masala in polvere
- 1 cucchiaino di pasta di aglio e zenzero
- 1 cucchiaino di curcuma in polvere
- 1 cucchiaino di peperoncino in polvere
- sale
- acqua
- 1 ½ semi di cumino
- 2 tazze di farina
- 1 cucchiaino di semi di carambola
- 1 cucchiaino di burro chiarificato fuso

Indicazioni:

1. Preparare una ciotola separata con acqua calda e far bollire le patate.
2. Prepara una miscela di pasta allo zenzero e aglio, polvere di masala, polvere di curcuma, peperoncino in polvere e sale.
3. Preparare la padella e scaldare l'olio con i semi.
4. Preparate un'altra ciotola con l'acqua calda e fate bollire la farina, i semi di carambola con il burro chiarificato.
5. Lasciar riposare l'impasto per 30 minuti.
6. Fare delle tasche di pasta e riempirle con il composto del passaggio 2.
8. Accendi la friggitrice ad aria e preriscaldala fino a 360oF.
9. Formare dei triangoli dall'impasto con il ripieno e cuocere per 20 minuti.
10. Servire con salsa allo zenzero.

Nutrizione:

- Calorie: 170
- Grassi: 2 g
- Carboidrati: 27 g
- Proteine: 15 g

Snack Veloce e Gustoso

Mix di snack veloce, soddisfacente e delizioso: un'idea perfetta per qualsiasi celebrazione e per una giornata qualunque!

Tempo di preparazione: 10 minuti
Tempo di cottura: 15 minuti
Porzioni: 2

Ingredienti:

- 2 cucchiai di burro
- 1 tazza di arachidi
- sale
- 6 tazze di cereali misti
- 1 cucchiaio di salsa Worcestershire
- 1 tazza di cracker al formaggio

Indicazioni:

1. Accendi la friggitrice ad aria e preriscalda fino a 320oF.
2. Preparare una ciotola separata e mescolare il burro con la salsa e il sale.
3. Prepara una miscela di burro con spezie e cracker, noci e cereali.
4. Metti la sua miscela nella friggitrice ad aria.

5. Cuocere per 15 minuti.

6. Servire con salsa dolce e salsa di formaggio.

Nutrizione:

- Calorie: 210
- Grassi: 6 g
- Carboidrati: 37 g
- Proteine: 4 g

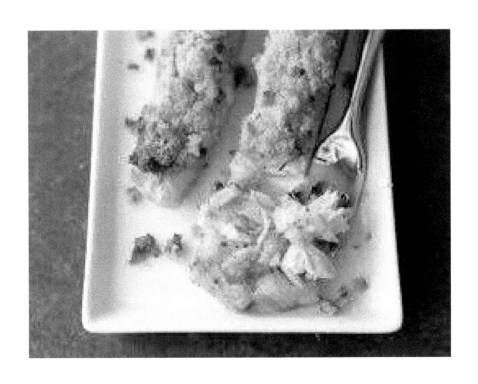

Polpette Dolci

Meno calorie e più vitamine, ecco cosa puoi ottenere gustando queste polpette piccanti!

Tempo di preparazione: 10 minuti

Tempo di cottura: 20 minuti

Porzioni: 3

Ingredienti:

- 15 polpette di manzo
- 1 peperone rosso
- 1 peperone verde
- 250 ml di pezzi di mango
- 0,17 fl oz amido di mais
- Foglie di coriandolo
- 1 spicchio d'aglio
- 4 cucchiai di ketchup
- 1 cucchiaio di aceto
- 1 cucchiaio di sciroppo d'acero

Indicazioni:

1. Accendi la friggitrice ad aria e preriscalda fino a 400oF.
2. Prepara un mix di mango, peperoni tritati e polpette.
3. Mettili nella friggitrice ad aria.
4. Fare una marinata di sciroppo, senape, ketchup, aceto e cipolla tritata con aglio e amido di mais. Copri le polpette in Air Fryer con questa marinata.
5. Cuocere le polpette in Air Fryer per 20 minuti.
6. Servire con foglie fresche di basilico e salsa dolce.

Nutrizione:

- Calorie: 197
- Grassi: 8 g
- Carboidrati: 20 g
- Proteine: 16 g

Pane turco

Il pane ordinario può sorprenderti! Ad esempio, questo con il ripieno di pollo!

Tempo di preparazione: 1 ora
Tempo di cottura: 10 minuti
Porzioni: 2

Ingredienti:

- 1 pagnotta di pane
- 7,1 once di pomodori
- 2 cipolle
- 3 spicchi d'aglio
- 8,8 once di yogurt
- 17,6 once di pollo
- Un pizzico di peperoncino in polvere
- 1 cucchiaino di cumino
- 2,7 once di razzo
- 1 cucchiaino di paprika in polvere
- Olio d'oliva
- 0,53 once di prezzemolo

Indicazioni:

1. Accendi la friggitrice ad aria e preriscalda fino a 400oF.
2. Mescolare olio d'oliva (2 cucchiai), peperoncino in polvere, paprika in polvere, spezie: sarà la marinata per il pollo.
3. Taglia il pollo a fette. Mettere nella marinata.
4. Mescolare l'aglio tritato con yogurt e prezzemolo. Lasciate questa miscela per 1 ora in frigorifero.
6. Tagliate la cipolla e i pomodori. Crea un mix di loro su un piatto separato.
7. Metti il pollo nella friggitrice ad aria e attendi 10 minuti finché non è cotto.
8. Tagliare la pagnotta in quattro pezzi uguali e farcire con le verdure, il pollo e la salsa.
9. Servire con le verdure e mettere sopra un filo d'olio.

Nutrizione:

- Calorie: 252
- Grassi: 2 g
- Carboidrati: 48 g
- Proteine: 8 g

Bocconcini vegani

Una ricetta leggera di verdure è facile da cuocere in Air Fryer per pochi minuti!

Tempo di preparazione: Cinque minuti
Tempo di cottura: 20 minuti
Porzioni: 16

Ingredienti:

- Broccoli
- sale
- Pepe
- Cavolfiore
- 1 cucchiaino di cumino
- 6 carote
- 1 cucchiaio di spezie miste
- Piselli
- 1 cucchiaio di coriandolo
- ½ riso al cavolfiore
- 1 cucchiaio di pasta verde tailandese
- Cipolla
- Olio d'oliva

- Zucchine
- 1 cucchiaio di purea di aglio
- 2 porri
- Zenzero cubo da 1 cm
- 1 lattina di latte di cocco
- 1,76 once di farina

Indicazioni:

1. Accendi la friggitrice ad aria e preriscalda fino a 360oF.
2. Aggiungere cipolla, aglio e zenzero per pochi minuti.
3. Tagliate tutte le verdure a cubetti e fatele soffriggere in padella per 10 minuti.
4. Aggiungere le zucchine e il porro con la pasta alla friggitrice ad aria. Cuocere altri 5 minuti.
5. Mescolare il latte di cocco con il sale e il pepe e il riso al cavolfiore.
6. Mescolare questa marinata con verdure e cipolla, aglio e zenzero.
7. Prepara dei bocconcini e mettili nella friggitrice ad aria. Cuocere per 10 minuti.
8. Servire con salsa al formaggio.

Nutrizione:

- Calorie: 360
- Grassi: 24 g
- Carboidrati: 23 g
- Proteine: 14 g

Cotolette di Verdure

Questa ricetta sarà un vero piacere per i vegetariani!

Tempo di preparazione: 10 minuti

Tempo di cottura: 15 minuti

Porzioni: 2

Ingredienti:

- 7,1 once di patate
- 1 cucchiaino di mais
- Briciole
- 1,76 once di peperone
- sale
- Pepe
- Pane
- 1,76 once di cavolo
- ½ carota

Indicazioni:

1. Lavate le carote e tagliatele a fettine.
2. Accendi la friggitrice ad aria e preriscalda fino a 360oF.
3. Preparare una ciotola separata con l'acqua calda e lessare le patate.
4. Lessare le carote e il peperone.
5. Salate e mescolate tutte le verdure lessate nel mixer.

6. Preparare il piatto con la farina.

2. Prendi un altro piatto per le briciole.

3. Fare delle polpette di verdure e coprirle con la farina.

4. Coprite le palline con le briciole e mettete in friggitrice per 25 minuti.

5. Servire con salsa al formaggio.

Nutrizione:

- Calorie: 142
- Grassi: 10 g
- Carboidrati: 29 g
- Proteine: 6 g

Involtini Primavera Vegetali

Questo antipasto sembra davvero attraente e ha un sapore estremamente delizioso! Verdure fresche, salsa leggera e involucro di uova cotte in Air Fryer: il cibo sano è facile da cucinare!

Tempo di preparazione: 15 minuti
Tempo di cottura: 25 minuti
Porzioni: 8

Ingredienti:

- acqua
- 2 cucchiai di olio d'oliva
- 1 carota
- ½ peperone
- 2 cucchiai di farina
- 8 spicchi d'aglio
- 1 cucchiaio di polvere
- 2 pezzi di zenzero
- 2 tazze di cavolo
- sale
- Pepe
- zucchero

- 1 cucchiaino di salsa di soia
- 10 fogli di involtino primavera

Indicazioni:

1. Tritate la carota, la cipolla e il peperone. Mescolali con aglio e zenzero. Coprite con sale e zucchero e fate soffriggere in padella per alcuni minuti.
2. Prepara un impasto di farina e acqua.
3. Prendi un foglio di involtino primavera e arrotolaci le verdure. Ripeti la procedura per ottenere tutti i rotoli che desideri.
4. Accendi la friggitrice ad aria e preriscalda fino a 360oF.
5. Coprire i rotoli con la miscela e metterli in Air Fryer per 15 minuti.
6. Servire con salsa al formaggio o maionese.

Nutrizione:

- Calorie: 181
- Grassi: 3,5 g
- Carboidrati: 19 g
- Proteine: 3 g

Pakoras vegetariani

Rendi la tua razione piena di vitamine e piatti deliziosi: prova questa ricetta facile e veloce!

Tempo di preparazione: 20 minuti

Tempo di cottura: 20 minuti

Porzioni: 2

Ingredienti:

- Patata
- Avanzi di verdure cotte
- sale
- Pepe
- 3 once di muesli

Indicazioni:

1. Accendi la friggitrice ad aria e preriscalda fino a 360oF.
2. Preparare una ciotola separata con l'acqua calda e far bollire le patate in padella.
3. Schiacciare le patate insieme alle verdure avanzate.
4. Aggiungere il muesli e il condimento e frullare ancora una volta.
5. Crea delle forme di biscotti e mettili nella friggitrice ad aria.

7. Cuocere per 20 minuti.

8. Servire con la salsa cremosa.

Nutrizione:

- Calorie: 271
- Grassi: 13 g
- Carboidrati: 26 g
- Proteine: 0 g

PESCE E FRUTTI DI MARE

Tilapia alla griglia

*Possiamo cucinare tilapia alla griglia davvero salutare in Air Fryer?
Adesso possiamo!*

Tempo di preparazione: Cinque minuti
Tempo di cottura: 10 minuti
Porzioni: 4

Ingredienti:

- Filetti di tilapia da 1 libbra
- Vecchio condimento per alloro
- Olio di canola
- Limone e pepe
- Sale qb
- Boccioli di burro

Indicazioni:

1. Accendi la friggitrice ad aria e preriscalda fino a 400oF.
2. Copri la tilapia con l'olio.
3. Mescolare sale, boccioli di burro, pepe al limone e condimento.
4. Coprite il pesce con la salsa mista.
5. Cuocere i filetti di pesce nella friggitrice ad aria per 10 minuti.
6. Servire con erbe fresche.

Nutrizione:

- Calorie: 177
- Grassi: 10,5 g
- Carboidrati: 1.2g
- Proteine: 25,4 g

Gambe di granchio

Le cosce di granchio sono qualcosa di più tenero e morbido - piatto per i veri amanti del cibo!

Tempo di preparazione: 15 minuti
Tempo di cottura: 10 minuti
Porzioni: 3

Ingredienti:

- 3 libbre di zampe di granchio
- Burro
- 1 tazza d'acqua
- ½ cucchiaino di sale

Indicazioni:

1. Accendi la friggitrice ad aria e preriscalda fino a 380oF.
2. Coprite le cosce di granchio con l'acqua e il sale.
3. Metti le zampe di granchio nella friggitrice ad aria e inforna per 10 minuti.
4. Sciogli il burro.
5. Coprite le cosce di granchio con burro fuso e servite!

Nutrizione:

- Calorie: 130
- Grassi: 2 g
- Carboidrati: 0 g
- Proteine: 26 g

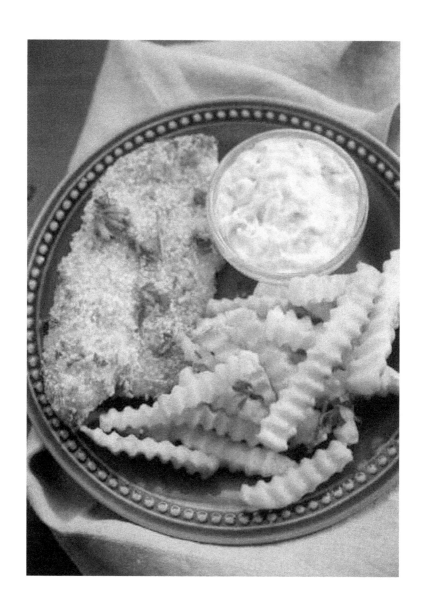

Pesce gustosissimo con patatine alle erbe piccanti

Il pesce morbido e tenero con patatine davvero croccanti e deliziose in Air Fryer soddisferà la cena completa!

Tempo di preparazione: 15 minuti
Tempo di cottura: 35 minuti
Porzioni: 4

Ingredienti:

- 2 patate
- 2 cucchiaini di capperi
- 2 cucchiaini di olio di canola
- 1 cucchiaio di dragoncello
- Mare da gustare
- Pepe qb
- 1 cucchiaino di aneto
- 1/5 di tazza di farina
- 2 cucchiai di cipolla rossa tritata
- Uovo
- 2 cucchiai di aneto sottaceto

- 1 cucchiaino di senape di Digione
- 2 cucchiai di panna acida
- ¾ tazza panko
- ¼ di tazza di maionese
- 2 ½ tazza di olio d'oliva
- 4 filetti di merluzzo

Indicazioni:

1. Prepara una ciotola piena d'acqua.
2. Mettere le patate in una ciotola e lasciar riposare per mezz'ora.
3. Accendi la friggitrice ad aria e preriscalda fino a 360oF.
4. Coprire le patate a fette con sale e olio, infornare per 25 minuti nella friggitrice ad aria.
5. Modificare la temperatura a 370oF.
6. Mescolare uovo, farina e senape.
7. Mescolare panko e olio sull'altro piatto.
8. Mettere le fette di pesce nel mix di uova.
9. Copri le fette di pesce con il panko.
10. Cuocere i filetti di pesce nella friggitrice ad aria per 10 minuti.
11. Mescolare maionese, aneto, capperi, dragoncello, cipolla rossa, sottaceti e panna acida.
12. Servire fish and chips con la panna!

Nutrizione:

- Calorie: 430
- Grassi: 12 g
- Carboidrati: 41 g
- Proteine: 40 g

Gamberetti Marinati Asiatici

Gamberetti teneri ricchi di vitamine su spiedini - qualcosa che ti piacerà di sicuro!

Tempo di preparazione: 30 minuti
Tempo di cottura: 10 minuti
Porzioni: 4

Ingredienti:

- 1 libbra di gamberetti
- 2 cipolle
- 3 cucchiai di burro
- 1 cucchiaio e mezzo di zucchero
- 2 cucchiai di salsa di soia
- 2 spicchi d'aglio
- 2 cucchiaini di succo di lime
- 1 cucchiaino di zenzero

Indicazioni:

1. Accendi la friggitrice ad aria e preriscalda fino a 340oF.
2. Mescolare il succo di lime, la salsa di soia, lo zenzero, l'aglio, lo zucchero e il burro sulla padella. Riscalda il mix.
3. Tritate la cipolla.

4. Aggiungi la cipolla nella padella.

5. Coprite i gamberi con il mix di cipolle.

6. Lasciare marinare i gamberetti per 30 minuti.

7. Cuocere i gamberetti nella friggitrice ad aria per 8 minuti.

8. Metti i gamberetti sugli spiedini e servi!

Nutrizione:

- Calorie: 67
- Grassi: 1,8 g
- Carboidrati: 2 g
- Proteine: 15,5 g

Avocado Rockfish

Lo scorfano è pieno di vitamine e leggero allo stesso tempo: una cena del genere ti riempirà di energia per l'intera giornata!

Tempo di preparazione: 15 minuti
Tempo di cottura: 20 minuti
Porzioni: 4

Ingredienti:

- 1 cucchiaio di olio di cocco
- Avocado
- 1 libbra di scorfano
- ½ cucchiaino di pepe
- 1 cucchiaio di paprika
- ½ cucchiaino di sale
- 1 cucchiaino di pepe di Caienna
- 1 cucchiaino di origano
- ½ cucchiaino di aglio in polvere
- 1 cucchiaino di foglie di timo
- ½ tazza di yogurt greco
- 2 tocchi di salsa chipotle

- 2 tazze di coriandolo
- ½ cucchiaino di sale
- ½ succo di lime
- 1 spicchio d'aglio

Indicazioni:

1. Accendi la friggitrice ad aria e preriscalda fino a 380oF.
2. Aggiungere il succo di lime, la salsa chipotle, l'avocado sbucciato, il sale, lo spicchio d'aglio, lo yogurt e il coriandolo nel frullatore e mescolare bene.
3. Coprire il pesce con olio di cocco, paprika, pepe di Caienna, aglio in polvere, foglie di timo, origano, sale e pepe.
4. Cuocere il pesce nella friggitrice ad aria per 20 minuti.
5. Servire con salsa di avocado.

Nutrizione:

- Calorie: 276
- Grassi: 11 g
- Carboidrati: 2 g
- Proteine: 42 g

Capesante Avvolte alla Pancetta

Carne tenera ricca di vitamine con pancetta morbida e croccante - qualcosa di più delizioso e salutare!

Tempo di preparazione: 15 minuti
Tempo di cottura: 10 minuti
Porzioni: 12

Ingredienti:

- Sale qb
- 10 once di capesante
- peperoncino di Cayenna
- 12 pezzi di pancetta

Indicazioni:

1. Accendi la friggitrice ad aria e preriscalda fino a 360oF.
2. Arrotolare la capesante in una fetta di pancetta.
3. Ripeti con tutte le capesante.
4. Metti le capesante sugli spiedini.
5. Coprite gli spiedini con sale e pepe.
6. Cuocere le capesante nella friggitrice ad aria per 10 minuti.

7. Servire con limone e panna!

Nutrizione:

- Calorie: 170
- Grassi: 9 g
- Carboidrati: 1 g
- Proteine: 20 g

Torte di Granchio al Forno

Torte di granchio sane e soddisfacenti piene di vitamine: qualcosa di cui hai bisogno oggi!

Tempo di preparazione: 10 minuti
Tempo di cottura: 15 minuti
Porzioni: 4

Ingredienti:

- ½ libbra di granchio jumbo
- Succo di limone qb
- ¼ di tazza di cipolla rossa
- 1 tazza di maionese
- 2 cucchiai di prezzemolo tritato
- Vecchio condimento di alloro qb
- 1 cucchiaio di basilico tritato
- 3 cucchiai di maionese reale
- ¼ di cucchiaino di senape di Digione
- Scorza di ½ limone
- ¼ di tazza di panko

Indicazioni:

1. Accendi la friggitrice ad aria e preriscalda fino a 400oF.
2. Mescolare la maionese reale, la scorza di limone e l'alloro antico con l'olio.
3. Frulla il granchio con sale e pepe.
4. Mescola il granchio con altri ingredienti.
5. Formare delle torte e metterle nella friggitrice ad aria.
6. Cuocere le torte di granchio per 15 minuti.
7. Servire con le erbe!

Nutrizione:

- Calorie: 126
- Grassi: 5,4 g
- Carboidrati: 1,6 g
- Proteine: 16,7 g

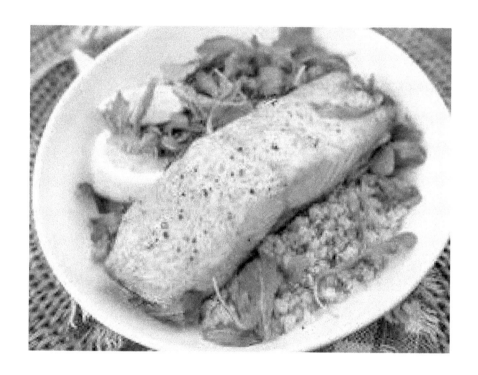

Gamberi Bang Bang

Questa è una ricetta di pesce super croccante, gustosa, deliziosa e dolce!

Tempo di preparazione: 15 minuti

Tempo di cottura: 15 minuti

Porzioni: 3

Ingredienti:

- ½ tazza di maionese
- ¾ tazza di latte
- 1 ½ cucchiaio di salsa piccante all'aglio
- Uovo
- 1 cucchiaino di zucchero
- 1 cucchiaino di aceto
- ½ cucchiaino di basilico
- 1 libbra di gamberetti
- ½ cucchiaino di aglio in polvere
- 1 ½ tazza di farina
- ½ cucchiaino di cipolla in polvere
- 1 ½ tazza di panko

- 1 cucchiaino di pepe
- 2 cucchiaini di sale

Indicazioni:

1. Accendi la friggitrice ad aria e preriscalda fino a 380oF.
2. Mescolare la maionese, la salsa all'aglio, l'aceto e lo zucchero.
3. Mescolare l'uovo con il latte.
4. Mescolare farina, pepe, cipolla in polvere, panko, sale, aglio e basilico in un sacchetto con cerniera.
5. Metti i gamberetti in un sacchetto con cerniera.
6. Metti i gamberi nel mix di uova.
7. Cuocere i gamberi nella friggitrice ad aria per 10 minuti.
8. Servire con maionese.

Nutrizione:

- Calorie: 234
- Grassi: 8 g
- Carboidrati: 12,1 g
- Proteine: 24 g

Pescegatto Affumicato

Così morbido e croccante filetto di pesce con creme ed erbe aromatiche!

Tempo di preparazione: 10 minuti
Tempo di cottura: 10 minuti
Porzioni: 2

Ingredienti:

- 2 filetti di pesce gatto
- Olio d'oliva
- 4 cucchiaini di condimento annerente
- Lime
- 2 cucchiai di burro
- 1 spicchio d'aglio
- 2 cucchiai di coriandolo

Indicazioni:

1. Accendi la friggitrice ad aria e preriscalda fino a 360oF.
2. Sciogli il burro.
3. Mescola l'aglio, il lime, il coriandolo e il burro. Dividete la salsa in due parti e versatene una parte sui filetti.

4. Coprite i filetti con il condimento.

5. Mettere i filetti nella friggitrice ad aria e cuocere per 15 minuti.

6. Servire con una seconda parte di salsa al burro.

Nutrizione:

- Calorie: 283
- Grassi: 16,7 g
- Carboidrati: 1,3 g
- Proteine: 27 g

Aragosta al formaggio

Tempo di preparazione: 20 minuti
Tempo di cottura: 45 minuti
Porzioni: 12

Ingredienti:

- Aragosta
- ¼ di cucchiaino di sale
- 1/3 di tazza di mascarpone
- ¼ cucchiaino di pepe
- 1/3 di tazza di formaggio blu
- ½ cucchiaino di pepe di Caienna
- 1 cucchiaio di erba cipollina
- Olio di canola
- 1 tazza e 1/3 di farina
- 1 tazza di birra
- 1 cucchiaio di lievito in polvere
- ½ cucchiaino di sale
- Avocado
- 1 cucchiaio di salsa piccante

- ½ tazza di yogurt greco
- 2 cucchiai di rafano
- 3 fette di pancetta
- ½ cucchiaino di paprika
- 2 cucchiai di burro
- 1 tazza di pomodori tagliati a metà
- ¼ di cipolla
- 1 tazza di zucchine
- 1 jalapeno
- 1 peperoncino
- 1 spicchio d'aglio
- 2 spighe di mais

Indicazioni:

1. Frullare yogurt, avocado, salsa piccante e rafano usando il mixer.
2. Mescolare l'avocado con la carne di aragosta e il burro.
3. Friggere il mix di carne di aragosta sulla padella per 5 minuti. Aggiungi il condimento alla carne.
4. Mescolare mascarpone, formaggio blu, erba cipollina, pepe di Caienna e sale con pepe nella ciotola. Riscaldare il mix di formaggio.
5. Accendi la friggitrice ad aria e preriscalda fino a 380oF.
6. Mescolare farina, lievito, ½ cucchiaino di sale e birra.
7. Metti l'aragosta tra i lotti e friggi per 10 minuti.
8. Copri l'aragosta con il mix di formaggio e servi con l'avocado!

Nutrizione:

- Calorie: 740
- Grassi: 41 g
- Carboidrati: 42 g
- Proteine: 52 g

Salmone Cajun con Lime

Aggiungi più vitamine alla razione: prova il salmone Cajun al lime!

Tempo di preparazione: 15 minuti
Tempo di cottura: 10 minuti
Porzioni: 1

Ingredienti:

- Lime
- Filetto di salmone fresco
- ¼ di succo di limone
- condimento Cajun
- Zucchero qb

Indicazioni:

1. Accendi la friggitrice ad aria e preriscalda fino a 360oF.
2. Lavate e tagliate il filetto di salmone.
3. Coprite il salmone con il succo di limone e lo zucchero.
4. Coprite con condimento Cajun.
5. Affettare il lime.
6. Cuoci il pesce nella friggitrice ad aria per 10 minuti.

7. Servire il pesce con fettine di lime.

Nutrizione:

- Calorie: 200
- Grassi: 9 g
- Carboidrati: 4 g
- Proteine: 23 g

Pesce gatto al limone

Baccalà piccante, caldo e soddisfacente nel piatto - qualcosa per l'ottima cena!

Tempo di preparazione: 10 minuti
Tempo di cottura: 15 minuti
Porzioni: 2

Ingredienti:

- 4 once di pesce gatto
- Olio d'oliva
- Condimento alla carta di limone

Indicazioni:

1. Accendi la friggitrice ad aria e preriscalda fino a 400oF.
2. Coprite il pesce con carta al limone.
3. Metti un po 'd'olio nella friggitrice ad aria.
4. Cuocere il pesce nella friggitrice ad aria per 15 minuti.
5. Servire con erbe fresche!

Nutrizione:

- Calorie: 150
- Grassi: 9 g
- Carboidrati: 0 g
- Proteine: 17 g

Gamberetti all'aglio

La cucina cinese è famosa per i frutti di mare: prova la vera ricetta cinese!

Tempo di preparazione: 5 minuti
Tempo di cottura: 10 minuti
Porzioni: 5

Ingredienti:

- 1 ½ libbra di gamberetti
- Limone
- 1 cucchiaino di zucchero
- 3 cucchiai di olio di arachidi
- 2 cucchiai di amido di mais
- 2 scalogni tritati
- ¼ di cucchiaino di polvere cinese
- Peperoncino tritato
- 1 cucchiaino di sale
- 4 spicchi d'aglio
- 1 cucchiaino di pepe

Indicazioni:

1. Accendi la friggitrice ad aria e preriscalda fino a 370oF.
2. Mescolare succo di limone, zucchero, pepe, olio, amido di mais, polvere e sale nella busta con cerniera.
3. Metti i gamberetti nella busta con cerniera per marinarli.
4. In una padella soffriggere gli spicchi d'aglio, il peperoncino e lo scalogno.
6. Mettere i gamberi marinati con aglio, peperoncino e scalogno nella friggitrice ad aria.
7. Infornate per 10 minuti.
8. Servire con creme pesanti!

Nutrizione:

- Calorie: 285
- Grassi: 5,6 g
- Carboidrati: 18,7 g
- Proteine: 40 g

Pesce in stile cinese

La cucina asiatica è famosa per il pesce! Aggiungi più vibrazioni asiatiche alla tua vita in questo momento!

Tempo di preparazione: 15 minuti
Tempo di cottura: 10 minuti
Porzioni: 3

Ingredienti:

- 10,6 once di filetto di pesce
- Cipolla
- Zenzero
- 1 cucchiaio di salsa di soia
- 2 cucchiaini di aglio
- 2 cucchiai di olio

Indicazioni:

1. Accendi la friggitrice ad aria e preriscalda fino a 360oF.
2. Lavare e pulire il pesce.
3. Mescolare lo zenzero con l'aglio.
4. Tritate la cipolla e aggiungetela al pesce.
5. Coprite il pesce con lo zenzero, l'aglio e la salsa di soia.

6. Aggiungere l'olio d'oliva al pesce.

7. Cuoci il pesce nella friggitrice ad aria per 10 minuti.

9. Servire il pesce con il limone!

Nutrizione:

- Calorie: 215
- Grassi: 4,2 g
- Carboidrati: 5,2 g
- Proteine: 37,7 g

Torta di granchio grosso

Calda, ricca di vitamine e ricoperta di erbe: ti piacerà sicuramente questa ricetta di torta di granchio!

Tempo di preparazione: 15 minuti
Tempo di cottura: 10 minuti
Porzioni: 4

Ingredienti:

- 2 uova
- ½ tazza di pangrattato
- 2 cucchiai di maionese
- 1 libbra di polpa di granchio
- 1 cucchiaino di senape di Digione
- ¼ di tazza di prezzemolo tritato
- 1 cucchiaino di salsa Worcestershire
- ¼ di tazza di cipolla tritata
- 1 ½ cucchiaino di condimento Old Bay
- Pepe qb

Indicazioni:

1. Accendi la friggitrice ad aria e preriscalda fino a 350oF.
2. Prepara una marinata di Old Bay, senape di Digione, maionese e uova.
3. Aggiungere la cipolla e il parley alla marinata.
4. Lavate e tagliate la polpa di granchio.
5. Formare 8 torte di granchio di polpa di granchio e coprire con la marinata.
6. Cuocere le torte di granchio nella friggitrice ad aria per 10 minuti.
7. Servire con fettine di limone.

Nutrizione:

- Calorie: 160
- Grassi: 10,4 g
- Carboidrati: 5,1 g
- Proteine: 11,3 g

Gambero al Cocco

Carne di gamberi dolce e tenera con salsa di peperoncino piccante!

Tempo di preparazione: 15 minuti
Tempo di cottura: 10 minuti
Porzioni: 3

Ingredienti:

- 12 gamberetti
- 1 tazza di farina
- 1 tazza di albume
- 1 tazza di panko
- 1 tazza di cocco
- 1 cucchiaio di amido di mais

Indicazioni:

1. Mescolare la farina con la maizena.
2. Prepara un mix di panko e cocco.
3. Prepara le uova sbattute nella ciotola separata.
4. Lavare i gamberetti.
5. Accendi la friggitrice ad aria e preriscalda fino a 350oF.

6. Ricopri i gamberetti con la farina.

7. Copri i gamberetti con l'uovo.

8. Metti la miscela di cocco e panko sui gamberetti.

9. Cuoci i gamberetti nella friggitrice ad aria per 10 minuti.

10. Servire con il limone.

Nutrizione:

- Calorie: 350
- Grassi: 20 g
- Carboidrati: 30 g
- Proteine: 12 g

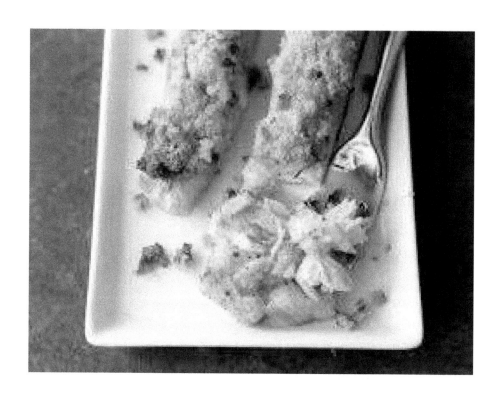

Merluzzo fritto

Il pesce è uno dei prodotti più salutari: prova subito il merluzzo al forno!

Tempo di preparazione: 10 minuti
Tempo di cottura: 10 minuti
Porzioni: 4

Ingredienti:

- 7,1 once di merluzzo
- Coriandolo qb
- Sale qb
- Zucchero qb
- 1 manciata di cipolle
- 1 tazza d'acqua
- 5 fette di zenzero
- 5 cucchiai di salsa di soia leggera
- 3 cucchiai di olio
- 1 cucchiaino di salsa di soia scura
- 5 cubetti di zucchero di canna

Indicazioni:

1. Accendi la friggitrice ad aria e preriscalda fino a 360oF.
2. Coprite il merluzzo con sale, zucchero e coriandolo.
3. Copri il pesce con l'olio.
4. Cuocere il pesce per 15 minuti nella friggitrice ad aria.
5. Versare l'acqua calda, le salse di soia chiare e scure con lo zucchero sulla padella e riscaldare.
6. Aggiungere lo zenzero e le cipolle sulla padella.
7. Friggi per 5 minuti.
8. Aggiungere la salsa al baccalà.
9. Servire con erbe fresche!

Nutrizione:

- Calorie: 190
- Grassi: 2 g
- Carboidrati: 0 g
- Proteine: 41 g

Wonton ripieni di granchio e crema di formaggio

Prova alcuni nuovi involtini con tenera polpa di granchio e salsa cremosa all'interno!

Tempo di preparazione: 10 minuti
Tempo di cottura: 15 minuti
Porzioni: 4

Ingredienti:

- 1 5oz può polpa di granchio
- Olio
- 4 once di crema di formaggio
- 18 Won Ton wrapper
- Cipolla
- 1 cucchiaino di salsa Worcestershire
- ¼ di cucchiaino di aglio in polvere

Indicazioni:

1. Accendi la friggitrice ad aria e preriscalda fino a 330oF.
2. Mescolare granchio, cipolla, crema di formaggio, salsa e aglio in polvere.

3. Formate degli involtini con il granchio.

4. Cuocere i rotoli nella friggitrice ad aria per 15 minuti.

5. Servire con erbe fresche!

Nutrizione:

- Calorie: 230
- Grassi: 10 g
- Carboidrati: 26 g
- Proteine: 7 g

Formaggio Grigliato di Granchio

Panino al granchio delizioso, morbido e soddisfacente - qualcosa che sarai felice di provare!

Tempo di preparazione: 10 minuti
Tempo di cottura: 5 minuti
Porzioni: 1

Ingredienti:

- 1 confezione di polpa di granchio (cotta)
- 1 tazza di formaggio cheddar
- 4 cucchiaini di senape di Digione
- ¼ di tazza di burro
- 8 fette di pane multicereali

Indicazioni:

1. Accendi la friggitrice ad aria e preriscalda fino a 340oF.
2. Ricoprire le fette di pane con la senape di Digione.
3. Coprire le fette di pane con polpa di granchio e formaggio.
4. Fare un panino con 2 fette di pane e ripieno.
5. Copri il panino con il borbottio sciolto.

6. Metti il panino nella friggitrice ad aria e inforna per 5 minuti.
7. Servire!

Nutrizione:

- Calorie: 260
- Grassi: 6 g
- Carboidrati: 41 g
- Proteine: 11 g

Polpa di granchio e verdure

Polpa di granchio e verdure - qualcosa di più delizioso e tenero per il pranzo di oggi!

Tempo di preparazione: 10 minuti

Tempo di cottura: 15 minuti

Porzioni: 10

Ingredienti:

- ½ tazza di farina di mais
- 1 tazza di polpa di granchio
- ½ tazza di farina
- 1/8 di tazza di cipolle tritate
- 1 cucchiaino di zucchero
- ½ tazza di latticello
- ½ cucchiaino di condimento all'alloro
- 1 uovo
- ½ cucchiaino di sale
- ½ cucchiaino di pepe di Caienna
- ¼ di cucchiaino di lievito in polvere
- ¼ di cucchiaino di aglio in polvere

- ¼ di cucchiaino di bicarbonato di sodio
- ¼ di cucchiaino di cipolla in polvere

Indicazioni:

1. Accendi la friggitrice ad aria e preriscalda fino a 360oF.
2. Mescolare la farina di mais con pepe di Caienna, bicarbonato di sodio, lievito e sale.
3. Aggiungere al composto il condimento della vecchia alloro, il pepe, la cipolla in polvere, l'aglio in polvere e la farina con lo zucchero.
4. Mescolare le uova con il latticello.
5. Tritate il peperone rosso, la cipolla e la polpa di granchio.
6. Arrotolare le polpette di polpa di granchio.
7. Coprite le polpette di granchio con l'uovo e il latticello.
8. Copri le polpette di granchio con la miscela di condimento.
9. Metti le polpette di granchio nella friggitrice ad aria e cuoci per 15 minuti.
10. Servire polpette di granchio con salsa al formaggio.

Nutrizione:

- Calorie: 580
- Grassi: 32 g
- Carboidrati: 65 g
- Proteine: 9 g

Involtini primavera al granchio

Un modo semplice e veloce per ottenere una cena speciale: nuova ricevuta della friggitrice ad aria per te!

Tempo di preparazione: 20 minuti
Tempo di cottura: 30 minuti
Porzioni: 15

Ingredienti:

- 15 carta per involtini primavera
- 2 spicchi d'aglio
- 2 tazze di polpa di granchio
- 3 gambi di cipolle verdi
- 8,8 once di crema di formaggio
- 1 cucchiaino di zucchero
- 1 cucchiaino di aceto
- ¾ tazza di mozzarella
- 3 cucchiaini di salsa Worcestershire

Indicazioni:

1. Mescolare la salsa Worcestershire con la mozzarella, lo zucchero e l'aceto.
2. Accendi la friggitrice ad aria e preriscalda fino a 360oF.
3. Aggiungi la polpa di granchio al mix di formaggio.
4. Aggiungere l'aglio e la cipolla tritati al composto.
5. Metti la miscela di granchio al centro di un quadrato di involtino primavera. Coprite con crema di formaggio.
6. Ripeti la procedura con tutte le cartine per involtino primavera.
7. Arrotolare gli involtini primavera di granchio.
8. Coprite i panini con l'uovo sbattuto.
9. Friggere gli involtini primavera nella friggitrice ad aria e cuocere per 5 minuti.
10. Servire involtini con formaggio ammorbidito.

Nutrizione:

- Calorie: 230
- Grassi: 7 g
- Carboidrati: 46 g
- Proteine: 7 g

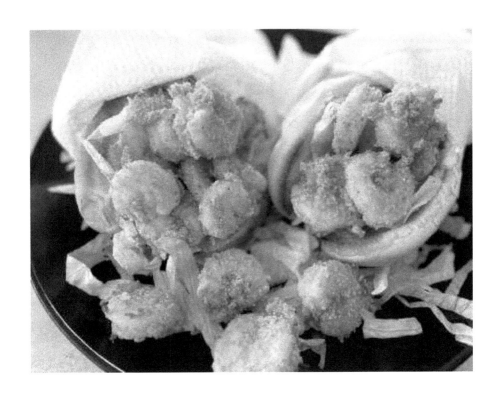

Bocconcini di pesce croccanti

Così caldo e così delizioso: questo piatto può sorprenderti!

Tempo di preparazione: 15 minuti
Tempo di cottura: 15 minuti
Porzioni: 4

Ingredienti:

- ½ tazza di ricotta a basso contenuto di grassi
- ½ tazza di scalogno
- ½ tazza di yogurt greco
- 1 cucchiaio di succo di limone
- 4 cucchiaini di olio d'oliva
- 1lb cod
- 2 uova
- 2 cucchiai di prezzemolo
- ¼ di tazza di farina di mais
- ½ tazza di panko di grano

Indicazioni:

1. Accendi la friggitrice ad aria e preriscalda fino a 400oF.
2. Mescola olio d'oliva, succo di limone, yogurt e formaggio.
3. Coprite il pesce con sale e pepe.
4. Prepara i tuoi piatti: uno con l'uovo, uno con la farina e uno con il panko.
5. Copri ogni filetto con l'uovo, la farina e il panko.
6. Cuocere il pesce nella friggitrice ad aria per 15 minuti.
7. Servire con salsa e scalogno!

Nutrizione:

- Calorie: 250
- Grassi: 13 g
- Carboidrati: 20 g
- Proteine: 13 g

Pesce Crumbed

Ricetta facile e deliziosa in Air Fryer!

Tempo di preparazione: 10 minuti

Tempo di cottura: 15 minuti

Porzioni: 2

Ingredienti:

- 4 cucchiai di aceto
- Limone
- Panko da 3,5 once
- 4 filetti di pesce
- Uovo

Indicazioni:

1. Accendi la friggitrice ad aria e preriscalda fino a 360oF.
2. Lavate e tagliate il pesce.
3. Mescolare l'olio con il panko.
4. Sbattere le uova su un piatto separato e mescolare con l'aceto.
5. Prepara il succo di un limone.
6. Coprite il pesce con il succo di limone.

7. Coprire il pesce con il mix di uova.

8. Metti il panko sul pesce.

9. Cuocere il pesce nella friggitrice ad aria per 15 minuti.

10. Servire con rosmarino.

Nutrizione:

- Calorie: 166
- Grassi: 5,8 g
- Carboidrati: 15,5 g
- Proteine: 8,9 g

Gambero ubriaco

Ricevuta asiatica facile e veloce per rendere più sani i giorni feriali!

Tempo di preparazione: 10 minuti

Tempo di cottura: 10 minuti

Porzioni: 2

Ingredienti:

- 6 gamberi
- ¼ cucchiaino di olio
- 3 cipolle
- 1 cucchiaio di vino Shao Xing
- 1 cucchiaio e mezzo di salsa di soia
- 1 cucchiaio di zucchero

Indicazioni:

1. Lavate e pulite i gamberi.
2. Versare olio, vino e salsa di soia sulla padella. Marinata calda.
3. Tritate la cipolla e mescolatela con lo zucchero.
4. Coprite i gamberi con la marinata.
5. Mettere i gamberi con la cipolla nella friggitrice ad aria.

6. Se la temperatura è di 350oF.

7. Cuocere i gamberi nella friggitrice ad aria per 10 minuti.

8. Servire con erbe fresche!

Nutrizione:

- Calorie: 100
- Grassi: 2 g
- Carboidrati: 0 g
- Proteine: 21 g

Fish and Chips

Prova la cucina tradizionale inglese oggi!

Tempo di preparazione: 10 minuti
Tempo di cottura: 15 minuti
Porzioni: 4

Ingredienti:

- 1 confezione di patatine fritte
- Sale qb
- Pepe qb
- 2 filetti di pesce
- 1 cucchiaio di prezzemolo
- Uovo
- Limone
- Pangrattato in tazza
- Sacchetto di tortilla chips

Indicazioni:

1. Accendi la friggitrice ad aria e preriscalda fino a 380oF.
2. Friggere le patatine fritte nella friggitrice ad aria.
3. Taglia il pesce a metà.
4. Coprite il pesce con sale, pepe, succo di limone, prezzemolo tritato.
5. Mettere i filetti di pesce nell'uovo.
6. Copri il pesce con le briciole.
7. Copri il pesce con le patatine.
8. Cuocere il pesce nella friggitrice ad aria per 15 minuti.
9. Servire con patatine fritte.

Nutrizione:

- Calorie: 850
- Grassi: 51 g
- Carboidrati: 70 g
- Proteine: 27 g

Tacos di pesce con birra

Il pesce ubriaco è uno dei piatti più deliziosi: prova la nuova variante di tacos!

Tempo di preparazione: 10 minuti
Tempo di cottura: 15 minuti
Porzioni: 4

Ingredienti:

- 2 uova
- 1 libbra di cod
- 10 once di birra
- Sale kosher qb
- 1 cucchiaio di cumino
- 1 1,2 tazze di amido di mais
- ½ cucchiaio di peperoncino in polvere
- 1 ½ tazza di farina
- 3 mango
- 2 cipolle
- ½ peperone sbucciato
- Affresco queso sbriciolato

- 1 jalapeño sbucciato

- Tortillas di mais

- ½ cipolla sbucciata

- ½ cavolo rosso

- 1 cucchiaio di coriandolo

- Pepe qb

- Spremi 1 lime

Indicazioni:

1. Accendi la friggitrice ad aria e preriscalda fino a 380oF.

2. Mescolare tutte le verdure lavate e sbucciate, la frutta e il succo di lime. Metti la miscela in frigorifero.

3. Mescola le uova con la birra.

4. Mescolare farina, amido di mais, peperoncino in polvere, sale e pepe con il cumino.

5. Copri il pesce con il mix di birra.

6. Copri il pesce con le erbe.

7. Cuocere il pesce nella friggitrice ad aria per 15 minuti.

8. Servire con il lime.

Nutrizione:

- Calorie: 280
- Grassi: 17 g
- Carboidrati: 27 g
- Proteine: 7 g

Cordon Blue

Carne di pollo dolce con formaggio tenero e verdure fresche!

Tempo di preparazione: 25 minuti

Tempo di cottura: 25 minuti

Porzioni: 6

Ingredienti:

- 3 petti di pollo
- ½ libbra di formaggio svizzero
- 12 fette di prosciutto crudo
- 2 cucchiai di burro
- 1 tazza di pangrattato
- ½ tazza di parmigiano
- 2 cucchiai di burro
- ½ cucchiaino di salsa Worcestershire
- 1 tazza di latte
- 2 cucchiai di farina
- 1 cucchiaino di brodo
- 1,2 cucchiaino di sale
- 1 cucchiaio di senape di Digione

Indicazioni:

1. Accendi la friggitrice ad aria e preriscalda fino a 350oF.

2. Mescolare il pangrattato con il burro fuso.

3. Lavare e tagliare il pollo.

4. Copri ogni fetta di pollo con 2 fette di prosciutto e formaggio svizzero. Metti sopra il pangrattato.

5. Cuoci il pollo per 35 minuti nella friggitrice ad aria.

6. Sciogliere 2 cucchiai di burro e farina. Aggiungere le salse, la senape e il parmigiano.

7. Mettere il composto di parmigiano sul pollo e cuocere per altri 5 minuti.

8. Servire con cordone blu!

Nutrizione:

- Calorie: 260
- Grassi: 9 g
- Carboidrati: 20 g
- Proteine: 24 g

Pollo al formaggio cremoso

Girandole di pollo belle e facili da cucinare, è esattamente ciò di cui hai bisogno oggi!

Tempo di preparazione: 15 minuti
Tempo di cottura: 40 minuti
Porzioni: 4

Ingredienti:

- 3 petti di pollo
- Sale qb
- Pepe qb
- 1 cucchiaio di condimento creolo
- 1 tazza di latte
- 8 once di crema di formaggio
- 1 lattina di zuppa di pollo
- 2 cucchiai di burro fuso
- 2 cipolle tritate
- 1 ½ tazza di formaggio Jack
- 2 cucchiai di pimento

Indicazioni:

1. Accendi la friggitrice ad aria e preriscalda fino a 350oF.
2. Lavare il pollo.
3. Mescolare zuppa di pollo, latte, formaggio e far bollire.
4. Affettare i petti di pollo e coprire con il mix di formaggio arrotolato.
5. Mescolare la crema di formaggio, il burro fuso, il pimento, il formaggio grattugiato usando lo sbattitore a mano.
6. Aggiungi la cipolla al mix di formaggio.
7. Aggiungere la miscela alle fette di pollo.
9. Arrotolare le fette e cuocere nella friggitrice ad aria per 40 minuti.
10. Servire con creolo.

Nutrizione:

- Calorie: 399
- Grassi: 27,5 g
- Carboidrati: 30,5 g
- Proteine: 8,4 g

Pollo Crema-Cipolla

Mescola creme acide con cipolla e tenera carne di pollo per ottenere un'ottima cena!

Tempo di preparazione: 30 minuti

Tempo di cottura: 30 minuti

Porzioni: 4

Ingredienti:

- 4 petti di pollo
- 1 1/2 tazza di zuppa di cipolle
- 1 tazza di zuppa di funghi
- ½ tazza di creme

Indicazioni:

1. Accendi la friggitrice ad aria e preriscalda fino a 400oF.
2. Funghi broncio e cipolle si mescolano sulla padella.
3. Warm up mix con le creme.
4. Coprite il pollo con la marinata e lasciate agire per 25 minuti.
5. Cuoci il pollo nella friggitrice ad aria per 30 minuti.
6. Servi il pollo con creme pesanti!

Nutrizione:

- Calorie: 282
- Grassi: 4 g
- Carboidrati: 55 g
- Proteine: 8 g

Pollo cremoso di Asiago

Fette di pollo leggere e cremose con erbe fresche e salsa soddisfacente!

Tempo di preparazione: 5 minuti
Tempo di cottura: 45 minuti
Porzioni: 4

Ingredienti:

- 4 petti di pollo
- 1 cucchiaino di aglio in polvere
- 1 tazza di maionese
- ½ cucchiaino di pepe
- ½ tazza di formaggio a pasta molle
- ½ cucchiaino di sale

Indicazioni:

1. Accendi la friggitrice ad aria e preriscalda fino a 380oF.
2. Fare una marinata di formaggio, maionese, aglio in polvere e sale.
3. Copri il pollo con la marinata.
4. Mettere i petti di pollo nella friggitrice ad aria e cuocere per 45 minuti.
5. Servire il pollo con basilico tritato.

Nutrizione:

- Calorie: 250
- Grassi: 6 g
- Carboidrati: 33 g
- Proteine: 14 g

Pollo cremoso al parmigiano al limone in stile italiano

Forse vuoi più cucina italiana? Perchè no? È facile cucinare piatti deliziosi con Air Fryer!

Tempo di preparazione: 15 minuti
Tempo di cottura: 30 minuti
Porzioni: 4

Ingredienti:

- 2 petti di pollo
- 2 cucchiai di prezzemolo
- 2 cucchiai di farina
- 3 cucchiai di succo di limone
- 2 cucchiai di parmigiano
- 1 cucchiaino di amido di mais
- Sale qb
- Pepe qb
- 1 cucchiaio di olio d'oliva
- 2 cucchiai di capperi
- 2 cucchiaini di burro

- 1/3 di tazza di mozzarella
- 2 cucchiai di aglio
- ½ tazza di latte
- 1 ¼ tazza di brodo di pollo

Indicazioni:

1. Accendi la friggitrice ad aria e preriscalda fino a 360oF.
2. Lavare e tagliare il pollo.
3. Mescolare la farina con il parmigiano.
4. Copri il pollo con sale e pepe.
5. Versare sulla padella olio d'oliva e burro con latte, aglio, brodo di pollo, mozzarella, capperi, prezzemolo e amido di mais.
6. Riscaldare la salsa sulla padella.
7. Copri il pollo con la salsa piccante.
8. Coprite il pollo con il mix di farina e parmigiano.
9. Metti il pollo nella friggitrice ad aria e cuoci fino a quando il pollo diventa di colore dorato.
10. Servire con formaggio cremoso.

Nutrizione:

- Calorie: 460
- Grassi: 13 g
- Carboidrati: 34 g
- Proteine: 53 g

Pollo Croccante alla Senape

Così croccante e morbido allo stesso tempo: prova il pollo extra dolce mangiato con salsa piccante!

Tempo di preparazione: 20 minuti
Tempo di cottura: 50 minuti
Porzioni: 4

Ingredienti:

- 4 spicchi d'aglio
- 8 fette di pollo
- 1 cucchiaio di foglie di timo
- ½ tazza di vino secco
- Sale kosher qb
- ½ tazza di senape di Digione
- 2 tazze di pangrattato
- 2 cucchiai di burro fuso
- 1 cucchiaio di scorza di limone
- 2 cucchiai di olio d'oliva

Indicazioni:

1. Accendi la friggitrice ad aria e preriscalda fino a 350oF.
2. Mescolare il timo con gli spicchi d'aglio, il sale, il pangrattato, il pepe, l'olio d'oliva, il burro fuso e la scorza di limone.
3. Mescola la senape con il vino.
4. Mettere le fette di pollo nel mix di vino e poi nel mix di briciole.
5. Metti il pollo nella friggitrice ad aria e cuoci per 40 minuti.
6. Servire con lime e miele.

Nutrizione:

- Calorie: 726
- Grassi: 24 g
- Carboidrati: 0 g
- Proteine: 76 g

Lightning Source UK Ltd.
Milton Keynes UK
UKHW020646140621
385483UK00011B/544